Índice
1. Introducción. 1
2. Consideraciones iniciales 2

1. Introducción.

La tomografía computarizada (TC), en la mayoría de los centros, es el estudio inicial de los pacientes con afección intracraneal; sin embargo, su sensibilidad para detectar neoplasias es inferior con relación a la resonancia magnética (RM). Su utilidad respecto de las lesiones expansivas intracraneales se reserva para: a) la primera aproximación diagnóstica; b) la detección de calcificaciones; c) hemorragia intratumoral aguda; d) evaluación de la afectación ósea; e) hidrocefalia, y f) como guía para la biopsia estereotáctica.

Las técnicas convencionales y avanzadas de RM se basan en las propiedades físicas de los protones tisulares. En los últimos años, las técnicas avanzadas de RM y el uso de radiofármacos aminoácidos en la tomografía por emisión de positrones (PET) (captados intensamente por los tumores gliales) han permitido apreciar algunos de los aspectos de la microestructura y fisiología tumoral[1,2].

Este trabajo tiene por objeto ser una guía del estudio por imágenes de los tumores del sistema nervioso central (SNC), dirigido a neurólogos clínicos, neurocirujanos, neurooncólogos, neurorradiólogos y técnicos en TC, RM y PET.

Neuroimágenes: generalidades

La interpretación cualitativa de la RM básica de un tumor cerebral (que incluye secuencias T1 sin y con gadolinio, T2 y FLAIR) permanece como el eje principal del estudio por neuroimágenes3. Sin embargo, en un número significativo de pacientes estas secuencias no serán suficientes para realizar una aproximación a la histopatología subyacente, ni a un adecuado diagnóstico diferencial, graduación y seguimiento del paciente con tumor intracraneal.

Creemos que es fundamental la presencia de un experto en neuroimágenes durante la realización de los estudios.

Así, los objetivos de la RM en el estudio de un tumor cerebral incluyen:

-

El diagnóstico diferencial inicial, para permitir la distinción entre un tumor y otras lesiones no neoplásicas como la isquemia, infecciones, desmielinización seudotumoral, etc., y para diferenciar una neoplasia glial de otros tumores primarios y de las metástasis.

-

- Definir el área de mayor actividad celular, estimando el grado y extensión tumoral.

- La planificación preoperatoria como guía, desde la biopsia a la resección completa, así como de la radioterapia.

- El seguimiento de la respuesta terapéutica y la progresión de la enfermedad, incluyendo la diferenciación entre recaída tumoral, seudoprogresión y radionecrosis.

Estos objetivos están relacionados, y se evalúan con diferentes técnicas avanzadas de RM que permiten caracterizar y monitorizar las 4 características fisiopatológicas independientes más importantes de un tumor cerebral:

- Celularidad.

- Agresividad.

- Metabolismo.

- Vascularización.

A continuación se desarrollarán conceptos básicos de las diferentes técnicas, características, diferentes utilidades, y las referencias citadas permitirán al lector interesado profundizar sobre ellas.

Difusión

La difusión cerebral refleja la movilidad de las moléculas de agua, y el coeficiente aparente de difusión (ADC) está determinado por las barreras tisulares a la difusión (membranas celulares), reflejando esto último la celularidad tisular. Esta técnica es rápida y fácil de realizar.

Si bien lo deseable es la evaluación cuantitativa del ADC, el análisis cualitativo se realiza de rutina y es de gran utilidad.

Los mapas de ADC en un paciente con tumor cerebral pueden proveer información similar a la de la PET con fluorodesoxiglucosa en casos de tumores con alto metabolismo glucídico. Hay una importante superposición entre el ADC y la PET comparados con las secuencias contrastadas de RM4. El ADC puede ser de utilidad para valorar el grado tumoral y predecir la progresión de la enfermedad. Se describió una relación inversa entre los valores de ADC y el índice de proliferación celular Ki-675.

La difusión es útil para diferenciar tumores cerebrales de lesiones expansivas no neoplásicas. La difusión tiene gran sensibilidad y especificidad para distinguir diferentes entidades con ADC bajo como el tumor epidermoide (presencia de queratina y colesterol), los abscesos fundamentalmente de etiología bacteriana, un quiste aracnoideo (con señal similar al LCR) y la necrosis tumoral, estos 2 últimos con ADC alto6–8.

La difusión también es útil en el diagnóstico diferencial de las neoplasias cerebrales. Junto a las características en las diferentes secuencias convencionales, el ADC bajo de un tumor intraaxial sugiere la presencia de un linfoma, meduloblastoma y los tumores neuroectodérmicos primitivos en general, ya que la elevada celularidad de estos tumores generalmente tienen un ADC significativamente más bajo que el de un glioma9-11. Por su menor celularidad, los gliomas de bajo grado muestran un ADC mayor que los glioblastomas12,13. Estos resultados son retrospectivos y ninguno ha sido validado prospectivamente.

La correlación inversa entre ADC y celularidad tisular ha sido verificada histológicamente en una amplia variedad de tumores9,14-18. Puede diferenciar los meningiomas benignos de malignos, y gliomas de bajo y alto grado17,19,20. La heterogeneidad del ADC dentro de un grado tumoral refleja la heterogeneidad de la celularidad, así como la presencia de necrosis, hemorragia, calcificaciones y edema vasogénico19,21-23.

En la RM postoperatoria inmediata (dentro de las 72h, idealmente 24h), la necrosis isquémica en el margen de la resección quirúrgica y la infección bacteriana pueden producir un ADC bajo focal y difusión elevada, además de provocar cambios morfológicos que deben distinguirse del tumor remanente24-26.

La difusión puede ser muy útil en el seguimiento de la respuesta del tratamiento neurooncológico, ya que la radiación y la quimioterapia reducen la celularidad tumoral y aumentan el ADC en el área con respuesta al tratamiento15,16,27–30. El ADC de un glioma no se modifica significativamente con la terapia esteroidea ni con el uso de inhibidores de la angiogénesis ya que estos no afectan a la celularidad31.

Tensor de difusión

El tensor de difusión y la tractografía permiten una buena representación de la orientación e integridad de los tractos nerviosos. Esto se debe a que las vainas de mielina de la sustancia blanca son una de las principales barreras a la difusión del agua extracelular en el cerebro32.

La tractografía es útil para identificar la localización de los tractos nerviosos elocuentes cercanos al tumor, desplazados o invadidos por este, y así permitir una mayor preservación de estos32–35.

En los gliomas, el grado de organización de los tejidos decrece progresivamente desde el tejido circundante hacia el centro del tumor, acompañado de una disminución concordante del pico de N-acetil-aspartato (NAA) por espectroscopia32.

Espectroscopia

Esta técnica evalúa metabolitos cerebrales medidos en partes por millón y que se representan en un gráfico espectral[36].

El NAA es un marcador del número y función neuronal, la creatina del metabolismo y depósito energético (la creatina es el más estable de los metabolitos y es de referencia), y la colina de la síntesis y degradación de membrana. Es así que los procesos que producen lesión neuronal disminuyen el pico de NAA, los que estimulan la proliferación de la glía o su lesión incrementan el pico de colina, y aquellos que producen necrosis ponen en evidencia picos de lactato y de lípidos[37–39]. Es importante, en el análisis de los datos, contar con un vóxel de referencia posicionado en tejido aparentemente sano.

La espectroscopia típica de un glioma se caracteriza por una elevación del pico de la colina y un pico de NAA bajo o ausente, y en el caso de glioblastoma, debido a la presencia de necrosis se observan además picos de lípidos y lactato. En los gliomas de bajo grado se puede distinguir una elevación del pico de mioinositol (marcador astrocitario), y el pico de colina suele ser menor que en los de alto grado. Las metástasis tienen un patrón espectroscópico similar al del glioblastoma, aunque en las primeras la señal peritumoral por edema vasogénico no presenta alteraciones, a diferencia de lo que sí ocurre debido a la infiltración tumoral en el glioma.

En el meduloblastoma la presencia de un pico de taurina podría ayudar a distinguirlo del astrocitoma cerebeloso[40]. El meningioma muestra colina muy elevada sin NAA (no contiene neuronas) y es característica la presencia de un pico de alanina (algunos estudios han postulado que se trata de una vía metabólica alternativa en los meningiomas que afecta al glutamato y al glutatión, y que produce alanina) lo que podría ayudar a diferenciarlo de las metástasis durales y gliomas periféricos de alto grado[41,42].

La espectroscopia no es específica y por esto no puede establecer el diagnóstico diferencial entre distintos tipos de neoplasias, y otras lesiones expansivas no neoplásicas. El pico de colina elevado se puede observar en un tumor, en la desmielinización aguda o en la isquemia; la reducción del pico de NAA, con picos de lactato y lípidos, se puede ver en neoplasias grado iv (clasificación de la Organización Mundial de la Salud[43]) y en la isquemia, aunque el pico de colina no será tan importante en esta última[44–47]. Sin embargo, la espectroscopia, junto a la secuencia de difusión, puede ser de gran ayuda en la diferenciación entre la necrosis quística tumoral o posradiación y el absceso. En este último caso, la detección de aminoácidos esenciales (p. ej., valina, leucina e isoleucina) en el espectro de la lesión sugiere la presencia de neutrófilos polimorfonucleares activados y por ende infección[7,48].

La relación elevada de colina/NAA≥1,5 orienta hacia un tumor glial, y si el valor es>2,5 hacia un glioma de alto grado (grados iii o iv)20,49–51. La presencia de lípidos y lactato en un glioma sugiere un tumor de alto grado con necrosis y metabolismo anaeróbico (glioblastoma)20,39,52. Entonces, la espectroscopia es una herramienta de gran utilidad en la biopsia de un tejido tumoral, direccionando el blanco a áreas indicativas de mayor actividad mitótica dentro de un glioma de aspecto heterogéneo53; asimismo, para la identificación de mayor actividad metabólica y extensión tumoral para la planificación del tratamiento radiante54,55.

La espectroscopia puede ser útil para diferenciar recurrencia o progresión tumoral de seudoprogresión y radionecrosis. El descenso de picos de NAA y colina, y con presencia de lípidos y lactato en el espectro, sugiere necrosis, especialmente si se lo combina con un ADC elevado y un volumen sanguíneo cerebral relativo bajo (rCBV). Por otro lado, un aumento significativo en la colina asociado a una disminución del NAA en el tiempo, es decir, el aumento de la relación colina/NAA, es un indicador sensible de recurrencia tumoral si la imagen es indicativa56–59. Esto debe ser validado en estudios clínicos prospectivos, por lo que en la actualidad la decisión clínica de cambiar o no el tratamiento en el caso de seudoprogresión versus progresión tumoral no debe basarse en los resultados de la espectroscopia, aunque la técnica es promisoria.

Perfusión y permeabilidad

Las técnicas de perfusión y permeabilidad por RM permiten medir parámetros como el rCBV y la permeabilidad vascular. Estas reflejan la neovascularización, la alteración de la barrera hematoencefálica (BHE), y el aumento de la permeabilidad capilar y volumen sanguíneo tumorales, evaluados durante el primer paso del bolo de gadolinio. El rCBV se muestra como un mapa a color donde cada color corresponde a un rCBV en unidades arbitrarias. La medición del rCBV debe hacerse con relación a una referencia estándar, o sea, la sustancia blanca aparentemente normal contralateral[60,61].

Un rCBV bajo con un pasaje significativo del contraste al espacio extracelular sugiere metástasis, cuando esta no sea hipervascularizada (p. ej., carcinoma de células claras de riñón), o linfoma, especialmente si se correlaciona con un ADC bajo[62]. Una lesión solitaria que presenta realce y un rCBV alto, indica un tumor glial[10]. La perfusión con rCBV elevado ≥ 1,75 puede sugerir un glioma de alto grado, muy vascularizado; estos valores podrían ayudar en el diagnóstico diferencial con otras lesiones como linfoma, absceso cerebral y lesión desmielinizante seudotumoral, que presentan un rCBV bajo[63,64]. En el absceso cerebral, el rCBV es menor o similar a la sustancia blanca que lo rodea[8].

Hay una fuerte correlación entre el rCBV tumoral y el grado del astrocitoma65–71. A medida que aumenta el grado del astrocitoma, el rCBV tumoral máximo tiende a aumentar. Áreas con un rCBV máximo ≥1,75 son muy indicativas de malignización71–73.

Los gliomas de alto grado con rCBV<1,75 versus rCBV≥1,75 muestran diferencias significativas en el tiempo; los primeros demostraron un volumen tumoral más estable, y los segundos un aumento más rápido del mismo. El incremento en el rCBV puede preceder al realce con gadolinio hasta en un año, reflejando el cambio angiogénico en la biología tumoral74. Hay que tener en cuenta que los oligodendrogliomas pueden tener rCBV elevado más allá del grado histológico, y puede ser útil para distinguirlos de un astrocitoma de bajo grado cuando las secuencias morfológicas no son de ayuda en la diferenciación75.

Por otro lado, la supervivencia libre de progresión es significativamente menor en gliomas de bajo y alto grado con rCBV basal ≥ 1,75 comparada con la de gliomas de bajo y alto grado con un rCBV<1,7576–79.

El rCBV máximo ha demostrado su utilidad en la planificación y guía preoperatoria de la biopsia y/o resección del área de mayor grado de un tumor de aspecto heterogéneo[50,73].

El rCBV<1,75 en combinación con un ADC alto es característico de la radionecrosis[80,81]. Es importante obtener los mapas preoperatorios del rCBV para evaluar los cambios en el tiempo, y detectar la recurrencia tumoral. Se debe tener en cuenta que el uso de corticoides puede afectar a la permeabilidad vascular[72].

Tomografía por emisión de positrones

Se basa en la detección y análisis de la distribución de un radiofármaco de vida media corta administrado en forma intravenosa[82].

Los radiofármacos más utilizados en neurooncología son la 18fluorodesoxiglucosa (18FDG) y trazadores aminoácidos (11C-metionina, F-fluoroetiltirosina y F-fluorodihidroxifenilalanina). La captación de FDG refleja el metabolismo tisular de la glucosa, que es elevada en los tumores de alto grado, al igual que la sustancia gris normal, generando poco contraste entre el parénquima cerebral y el tumor. Asimismo, los tumores de bajo grado suelen presentar una captación similar a la sustancia blanca, siendo aún más complicada su diferenciación83. Sin embargo, podría ser de utilidad en el seguimiento de tumores de bajo grado que muestren cambios en las neuroimágenes y que en el estudio comparativo de 18FDG-PET/TC presenten incremento de la afinidad por el radiotrazador, siendo esto muy indicativo de transformación anaplásica2,84.

Los trazadores aminoácidos, en comparación con la 18FDG, son captados intensamente por los tumores gliales y poco por el tejido nervioso normal, generando un contraste mayor entre el tumor y el resto del parénquima cerebral. Esta característica los ha convertido en los radiofármacos de elección en neurooncología. Dentro de este grupo, la metionina marcada con 11C es la más utilizada. La 11C-metionina puede ser útil para planificación de la biopsia, valoración de la extensión tumoral y para diferenciar una recurrencia tumoral de los cambios relacionados con los tratamientos quirúrgicos y radiantes (seudoprogresión). La 11C-metionina es superior a la 18FDG en la detección de tumores de bajo grado, pero no puede diferenciar adecuadamente los gliomas de bajo de los de alto grado porque existe significativa superposición de los niveles de captación85.

El estudio por PET no estaría indicado, inicialmente, en el algoritmo diagnóstico de una lesión expansiva intracraneal ya que presenta bajo valor predictivo negativo.

Conclusión

Las técnicas avanzadas de RM reflejan la celularidad tumoral, el metabolismo, la invasividad, la densidad neovascular capilar y la integridad o no de la BHE. Estas técnicas permiten una mejor comprensión de la biología y fisiología tumoral, ayudando al médico en la toma de decisiones respecto al tratamiento y seguimiento de los pacientes con neoplasias cerebrales. Para ello, los pacientes con lesiones expansivas tumorales primarias o secundarias debieran ser estudiados con equipos de alto campo (al menos 1,5T).

Recomendaciones

El estudio por neuroimágenes debería constar de 20 imágenes por placa con un CD autoinstalable en formato DICOM.

El protocolo sugerido para el estudio de un tumor del SNC es el siguiente:

RM de alto campo (≥1,5 T) con cortes de 5mm con o sin intervalo entre los cortes (gap), y estos no deben exceder 1mm:

- T1 axial y sagital sin gadolinio.

- T1 con gadolinio axial, y volumétrico de 2mm.

- T2 axial y coronal.

- FLAIR axial.

- GRE axial.

- Difusión y coeficiente aparente de difusión (mapa de ADC).

Para aquellas lesiones expansivas que no tengan un claro patrón clínico-imagenológico tumoral y/o para la planificación del blanco de la biopsia estereotáctica, se sugiere completar el protocolo con:

- Espectroscopia y perfusión cerebral.

Otras técnicas según disponibilidad en el centro y para una detallada planificación de la estrategia quirúrgica, y en los casos donde sea necesario por la localización del tumor:

- Tensor de difusión-tractografía.

- RM funcional para la identificación de áreas elocuentes.

- Tomografía por emisión de positrones con 11C-metionina en los casos de seguimiento y no de diagnóstico inicial.

Los tumores cerebrales representan el 1.4% de las neoplasias malignas diagnosticadas anualmente en Estados Unidos, se asocian a mal pronóstico a pesar de un tratamiento oportuno. Los gliomas son el tipo de neoplasia maligna primaria cerebral más frecuente y se originan a partir de la proliferación anormal de células gliales. El tipo de glioma más frecuente es el glioblastoma multiforme (GBM), siendo la neoplasia primaria maligna más frecuente del sistema nervioso central, se considera un tumor incurable, con una sobrevida media de 15 meses pese a un tratamiento agresivo. De acuerdo a la clasificación de la Organización Mundial de la Salud (OMS), el GBM es un tumor grado IV, la forma más agresiva de este tipo de tumores [1]. La mayoría de los GBM se originan *de novo* (GBM primario), mientras que el GBM secundario es aquel que se origina de un glioma de menor grado.

La resonancia magnética (RM) es el método imagenológico de elección para la evaluación de los gliomas cerebrales. Las técnicas convencionales de RM permiten obtener gran información estructural en relación al tamaño y la ubicación de la lesiones, sin embargo, esta información no es suficiente para lograr una caracterización exhaustiva de estos tumores. Por otra parte, la evaluación en el seguimiento y la respuesta a tratamiento basada en el tamaño y la captación de contraste constituye información inespecífica que no permite discriminar entre progresión tumoral y los cambios relacionados al tratamiento. Durante los últimos 20 años, se han desarrollado múltiples técnicas avanzadas de RM como la **difusión** (*Diffusion-Weighted Image, DWI*), la **perfusión cerebral** y la **espectroscopía** por RM (ERM).

Los mecanismos de adaptación y resistencia a distintos tipos de tratamiento, asociado a las características moleculares de los gliomas y la baja penetrancia de agentes quimioterapéuticos a través de la barrera hemato-encefálica (BHE) contritribuyen al fracaso en el desarrollo de nuevos fármacos para el tratamiento de este tipo de tumores. Uno de los principales obstáculos en el desarrollo de nuevas estrategias es la falta de variables de observación confiables para utilizar en ensayos clínicos. La sobrevida global se considera el *Gold Standard* en la determinación de la eficacia de un tratamiento, mientras que los períodos libres de enfermedad (PFS, por su sigla en inglés) y las tasas de respuesta son criterios indirectos de evaluación de las terapias, evaluados por RM [2].

El objetivo de este artículo, es revisar los fundamentos físicos de las técnicas avanzadas de RM más utilizadas en la práctica clínica y su relación con los distintos procesos fisiopatológicos de los gliomas cerebrales. Se discutirá la evidencia que sustenta el uso de estas técnicas en distintos escenarios clínicos y la importancia de su adecuada interpretación en neurooncología.

2. FISIOPATOLOGÍA DE LOS GLIOMAS CEREBRALES

Los gliomas cerebrales se pueden clasificar en tumores de alto o bajo grado, utilizando distintos parámetros histopatológicos como la presencia de atipias nucleares, número de mitosis por campo, celularidad y la presencia de proliferación vascular y/o necrosis. Se consideran tumores de alto grado el GBM, el astrocitoma anaplásico, el oligondendroglioma anaplásico y el oligoastrocitoma anaplásico [1].

Los tumores de alto grado poseen alta densidad celular y una gran capacidad de infiltración local, lo que favorece su visualización en las técnicas de RM debido a la importante disrupción de la arquitectura normal cerebral. Los tumores de alto grado además presentan niveles elevados de expresión de citoquinas proangiogénicas como el factor de crecimiento endotelial vascular (VEGF), lo que genera una proliferación vascular patológica, con vasos de neoformación que exhiben características diferentes de los vasos normales, habitualmente de mayor diámetro y permeabilidad alterada, que determinan la formación de edema vasogénico. Estas alteraciones, se distribuyen en forma heterogénea dentro del tumor, por lo que, los cambios mencionados coexisten con áreas de hipoperfusión y de necrosis. La relevancia de reconocer la existencia de estos procesos patológicos se debe a que todos ellos pueden ser estudiados y en algunos casos, cuantificados, utilizando técnicas avanzadas de RM [3].

En el tejido cerebral sano, la BHE impide el paso de medio de contraste (MC) al parénquima cerebral. La disrupción de BHE genera acumulación del MC en el espacio intersticial y el parénquima, acortando el tiempo de relajación T1, lo que permite utilizar el aumento de señal en imágenes por resonancia como un marcador de este fenómeno. Las alteraciones de la vascularización tumoral son un importante blanco terapéutico, por lo que la medición no invasiva de la respuesta vascular, mediante técnicas de perfusión por RM es de suma importancia [4]. Es interesante destacar, que la perfusión y la permeabilidad vascular representan dos fenómenos que reflejan cambios macro y microvasculares, respectivamente, por lo que las áreas de alto volumen cerebral no necesariamente se corresponden con las áreas de mayor permeabilidad.

3. PRINCIPIOS FÍSICOS DE TÉCNICAS AVANZADAS DE RM – GENERALIDADES

3.1. Difusión-ADC-DTI

El movimiento de difusión de las moléculas de agua a través de un campo magnético inhomogéneo altera las frecuencias de resonancia de los protones, lo que genera un desfase de señal, con la consiguiente pérdida de señal. A mayores desplazamientos de los protones en un campo magnético inhomogéneo, mayor es la pérdida de señal, este es el principio básico de las técnicas de **RM ponderadas en difusión (DWI)**. La inhomogeneidad de campo se puede cuantificar en el valor b, donde mayores valores de b representan una mayor inhomogeneidad de campo. Las técnicas de DWI que se utilizan en la práctica clínica, habitualmente usan 2 o más valores *b* (frecuentemente 0 y 1000 s/mm^2). El parámetro clínico más utilizado es el **coeficiente de difusión aparente (ADC)**, el que se calcula a partir de la pendiente de decaimiento mono-exponencial de la señal observada a medida que se aumentan los valores *b*. El valor de ADC se calcula para cada punto en la imagen y refleja la tasa de difusión. Una ventaja de la DWI es que puede ser adquirida rápidamente (menos de un minuto), por lo que se ha incorporado ampliamente a protocolos de rutina de RM cerebral.

El ADC se ha correlacionado inversamente con la **densidad celular** posiblemente debido a una menor difusión del agua intracelular y un menor volumen de espacio extracelular. La estimación de la densidad celular es un elemento fundamental en la evaluación del crecimiento tumoral en respuesta a cualquier tratamiento, particularmente en el caso de las terapias antiangiogénicas, en las cuales el crecimiento tumoral se podría ver enmascarado por la normalización de la BHE. Sin embargo, existen factores que confunden la interpretación del ADC en los gliomas de alto grado, ya que mientras la mayor densidad celular disminuye el ADC, el edema peritumoral y la necrosis lo aumentan. Se ha propuesto el uso de técnicas como la **RM con restricción de espectro (RSI**, por su sigla en inglés), la que permite diferenciar la señal de los distintos compartimentos intratumorales [5], mejorar la interpretación de los cambios post terapias angiogénicas y favorecer la construcción de tractografías en regiones hiperintensas en FLAIR [6].

La arquitectura cerebral, particularmente la organización de las fibras de sustancia blanca en tractos neuronales, determina una difusión anisotrópica de las moléculas de agua, esto es, una difusión dependiente de la dirección del movimiento que sea evaluada. Debido a que el movimiento del agua se encuentra menos restringido en el sentido de los axones, es posible determinar vectores propios de mayor movimiento (eigen vectores), cuya magnitud constituye los eigen valores, y permite cuantificar la presencia de una dirección dominante en cada punto, lo que habitualmente se expresa como anisotropía fraccional (FA, por su sigla en inglés). Esta aplicación de DWI se conoce con el nombre de **Tensor Difusión** (**DTI**, por su sigla en inglés). La FA permite estimar la integridad de los tractos axonales, siendo un valor 0 equivalente a una máxima isotropía y un valor de 1 a una máxima anisotropía (mayor integridad de los tractos), y se puede codificar en un mapa de colores, donde una interrupción de los trazados es equivalente a una pérdida de anisotropía.

3.2. Perfusión

Las técnicas de evaluación de la perfusión cerebral mediante RM se pueden clasificar en aquellas que requieren la administración de medio de contraste, entre las que se encuentran la RM de **susceptibilidad dinámica al contraste** (**DSC** por su sigla en inglés), y las **series** dinámicas potenciadas en T1 (**DCE**, por su sigla en inglés). Por otra parte, el **ASL** (por su sigla en inglés) o **etiquetado de spin arterial** utiliza un pulso de radiofrecuencia proximal para modificar la señal de la sangre y posteriormente la utiliza como un trazador endógeno. Actualmente no existe evidencia significativa del uso de ASL en gliomas cerebrales.

La DSC se basa en la alteración del campo magnético generada por el primer paso de una gran cantidad de MC en el espacio intravascular. De esta forma, se obtienen imágenes ponderadas en T2*, que evidencian una disminución de señal en relación al paso de MC. Este método permite calcular distintos parámetros relacionados con la perfusión cerebral, siendo el **volumen sanguíneo cerebral** (**CBV**, por su sigla en inglés) el parámetro más utilizado en neurooncología. Este parámetro puede ser estandarizado o normalizado en relación a la sustancia blanca aparentemente sana adyacente o contralateral, lo que se conoce como **volumen sanguíneo cerebral relativo (rCBV)**.

La DCE se basa en la interacción de los electrones desapareados del MC basados en gadolinio (Gd) con el parénquima cerebral, y el acortamiento del tiempo de relajación T1 que genera un aumento de señal al adquirir imágenes ponderadas en T1. Mediante el uso de modelos matemáticos y la adquisición de múltiples imágenes pre y post administración del MC, esta técnica permite determinar el coeficiente de transferencia endotelial (K^{trans}), que representa la transferencia de MC desde el espacio intravascular hacia el parénquima cerebral o tejido tumoral. Otro parámetro que se puede determinar a partir de la DCE es el volumen de espacio extracelular (V_e), el que se correlaciona de forma inversa con la celularidad tumoral. En la tabla 1, se presentan las principales ventajas y desventajas de cada uno de los métodos de perfusión más utilizados en la práctica clínica actual.

TABLA 1. PRINCIPALES VENTAJAS Y DESVENTAJAS COMPARATIVOS DE LOS MÉTODOS DE PERFUSIÓN CEREBRAL ESTIMADOS POR RESONANCIA MAGNÉTICA MÁS UTILIZADOS EN LA PRÁCTICA CLÍNICA ACTUAL

3.3. Espectroscopía por RM

La espectroscopía por resonancia magnética (ERM) permite determinar la composición química de los tejidos utilizando la propiedad de cada molécula de resonar a frecuencias levemente diferentes al ser sometidas a un determinado campo magnético, dependiendo del entorno molecular en el que se encuentren. La ERM proporciona información de metabolitos intermediarios que se encuentran en altas concentraciones relativas, como son Colina (Cho; involucrada en la síntesis de membranas), el N-acetilaspartato (NAA: marcador neuronal), lípidos móviles (asociados con procesos de muerte celular por apoptosis y necrosis) y mioinositol (considerado un marcador de integridad astrocitaria). Esta técnica presenta, sin embargo, una resolución espacial baja, dada principalmente por la baja concentración de estos metabolitos en relación a otros compuestos como agua y la grasa. En términos generales, la selección del área de interés puede considerar un voxel único o voxel múltiples (también llamado imagen por ERM, o MRSI por su sigla en inglés), siendo esta última la técnica de elección en neurooncología, ya que permite caracterizar las distintas áreas de lesiones que son frecuentemente heterogéneas.

4. APLICACIONES CLÍNICAS

4.1. Diagnóstico diferencial

Las técnicas avanzadas de RM son útiles en la evaluación y diagnóstico diferencial de lesiones expansivas únicas.

Gliomas versus linfoma primario de SNC (LPSNC): Las técnicas de perfusión por RM permiten discriminar entre GBM y linfoma, el rCBV se encuentra elevado en GBM, mientras que los LPSNC habitualmente no presentan aumentos significativo de la perfusión, ver FIGURA 1, FIGURA 2. Por otra parte, los LPSNC son tumores con alta celularidad y característicamente presentan restricción a la difusión (ADC reducido), mientras que la heterogeneidad de los gliomas de alto grado determina valores de ADC más complejos de interpretar. El valor de la relación ADC tumoral/ADC de sustancia blanca normal menor a 1 podría identificar con una precisión cercana al 100% a los LPSNC. Con respecto al metabolismo tumoral, si bien ambos tipos de tumores demuestran un patrón de espectroscopía de alto grado tumoral, los valores pico de colina en LPSNC son habitualmente menores en comparación al GBM [7].

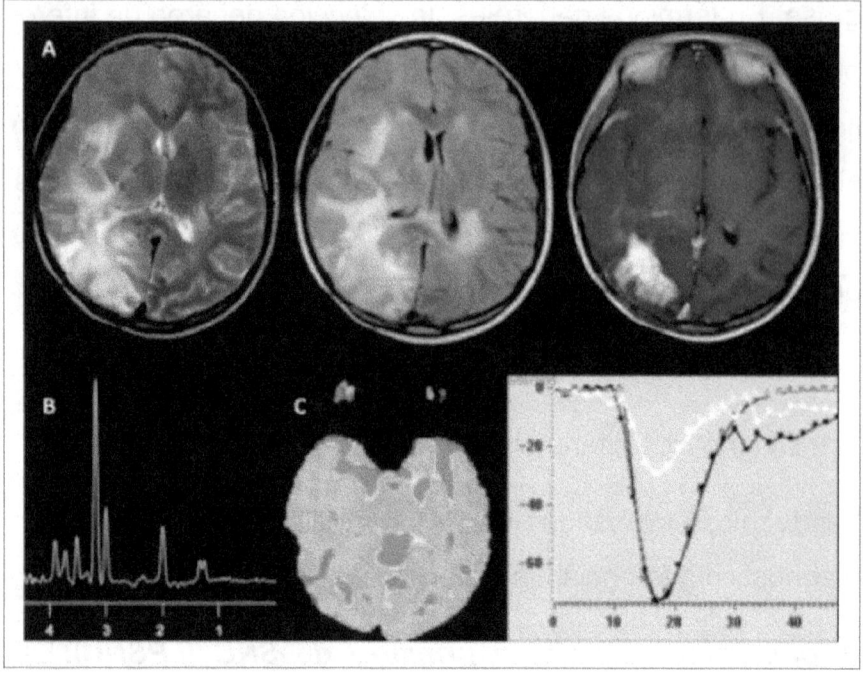

1. Download: Download high-res image (353KB)
2. Download: Download full-size image

FIGURA 1. PACIENTE FEMENINO DE 30 AÑOS, CON DÉFICIT MOTOR Y SENSITIVO SUBAGUDO PROGRESIVO CON DIAGNÓSTICO DE GBM

(A): Estudio estructural en el que se demuetra lesión expansiva lentículo temporo occipital, sólida, hipercaptante, e importante efecto de masa y edema perilesional: de izquierda a derecha en secciones axiales en imágenes pontenciadas T2, Flair y T1-Gd; fila inferior de derecha a izquierda secciones axiales en imágenes ponderadas en DWI y ADC.

(B): Estudio espectroscópico (ERM) de voxel único (TE:144) en la lesión expansiva hipercaptante demuestra un aumento leve a moderado en la relación Colina/Creatina, normalidad en la magnitud del pico de NAA y un pico de gran magnitud de Lípidos-Lactato, sugerente de lesión tumoral de alto grado.

(C): Estudio de perfusión cerebral post inyección de contraste endovenoso (DSC), en el que se observa un significativo aumento del volumen sanguíneo cerebral relativo (rCBV) en la lesión hipercaptante, respecto de la sustancia blanca sana del hemsiferio contralateral.

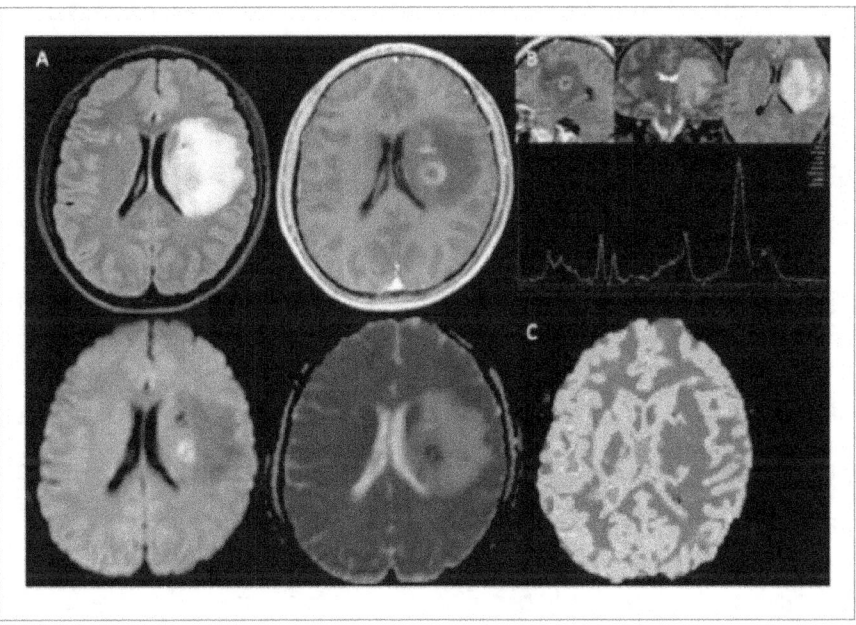

1. Download: Download high-res image (343KB)

2. Download: Download full-size image

FIGURA 2. PACIENTE DE 22 AÑOS CON DÉFICIT MOTOR DE INSTALACIÓN SUBAGUDA DEL HEMICUERPO DERECHO, CON DIAGNÓSTICO DE LINFOMA PRIMARIO DEL SNC

(A): Estudio estructural en el que se muestra lesión expansiva lentículo talámica izquierda, sólida con cambios quístico-necróticas, hipercaptante, con restricción a la difusión e importante efecto de masa y edema perilesional: fila superior de izquierda a derecha en secciones axiales en imágenes pontenciadas Flair y T1-Gd; fila inferior de derecha a izquierda secciones axiales en imágenes ponderadas en DWI y ADC.

(B): Estudio espectroscópico (ERM) de voxel único (TE:144) en la lesión expansiva hipercaptante demuestra un aumento leve a moderado en la relación Colina/Creatina, normalidad en la magnitud del pico de NAA y un pico de gran magnitud de Lípidos-Lactato, sugerente de lesión tumoral de alto grado.

(C): Estudio de perfusión cerebral post inyección de contraste endovenoso (DSC), en el que se observa una disminución significativa del volumen sanguíneo cerebral relativo (rCBV) en la lesión hipercaptante, respecto de la sustancia blanca sana del hemsiferio contralateral.

Gliomas versus metástasis: Las técnicas de perfusión tumoral por RM han demostrado altos valores de rCBV en ambos tipos tumorales, sin embargo, debido a que las lesiones metastásicas presentan BHE alterada, la extravasación de MC genera una curva de volumen que no regresa al estado basal [8], ver Figura 3.

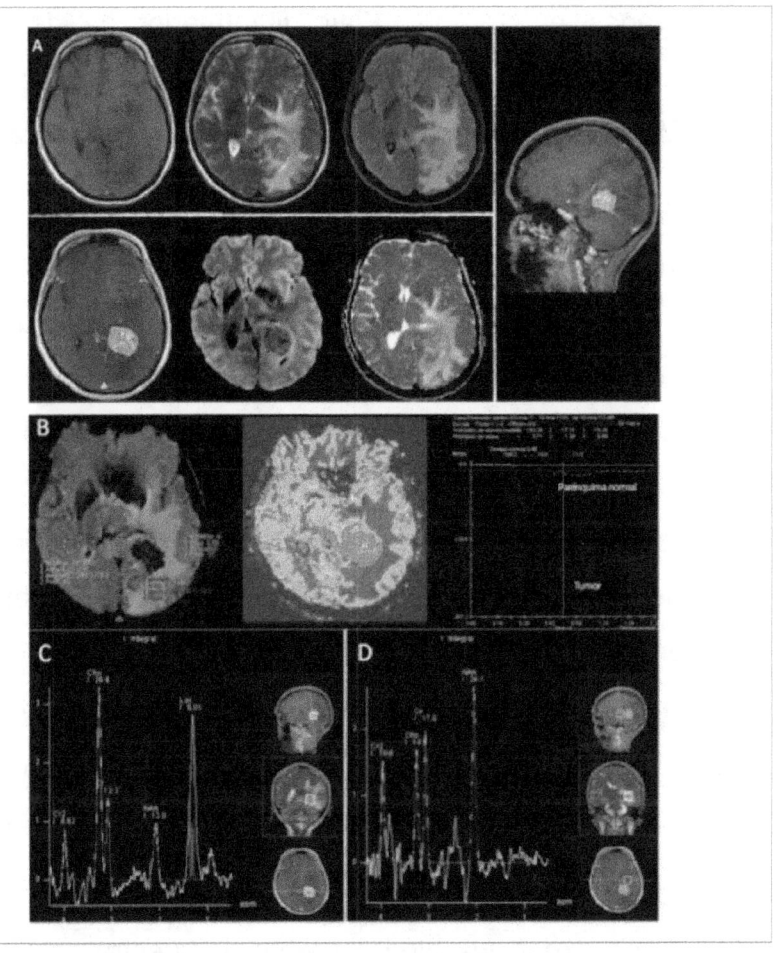

FIGURA 3. PACIENTE MASCULINO DE 65 AÑOS CON METÁSTASIS CEREBRAL DE ADENOCARCINOMA DE LA VÍA BILIAR

(A): Estudio estructural en el que se demuestra lesión expansiva atrial izquierda, sólida, hipercaptante, con importante efecto de masa y edema perilesional: fila superior de izquierda a derecha en secciones axiales en imágenes pontenciadas en T1, T2, Flair; fila inferior de derecha a izquierda secciones axiales en imágenes ponderadas en T1-Gd, DWI y ADC; imagen lateral sección sagital ponderadas en T1-Gd.

B): Estudio de perfusión cerebral post inyección de contraste endovenoso (DSC), en el que se observa un aumento significativo del volumen sanguíneo cerebral relativo (rCBV) en la lesión hipercaptante, con volumen normal bajo en el área circundante de incremento de señal en FLAIR, respecto de la sustancia blanca sana del hemisferio contralateral, asociado a una falta de recuperación basal que refleja el fenómeno de recirculación por alteración de la BHE: Fila superior de derecha a izquierda adquisición volumentrica en T2*, histograma rCBV y curvas de intensidad de señal en el tiempo para evolución de parámetros de perfusión cerebral.

(C): Estudio espectroscópico (ERM) de voxel único (TE:144) en la lesión expansiva hipercaptante demuestra un aumento en la relación Colina/Creatina, disminución del NAA y un pico de Lípidos-Lactato, sugerente de lesión tumoral.

(D): Estudio espectroscópico (ERM) de voxel único en la el área circundante de incremento de señal en FLAIR demuestra normalización en la relación Colina/Creatina, aumento del NAA y desaparición del pico de Lípidos-Lactato, sugerente de edema peritumoral.

Debido a la naturaleza infiltrativa de los gliomas cerebrales en comparación con las metástasis cerebrales, las características de la región peritumoral pueden orientar a un diagnóstico específico basado en elementos sugerentes de infiltración tumoral. Los valores de ADC serían mayores en el edema peritumoral de las metástasis cerebrales que la región peritumoral de gliomas, probablemente debido a una mayor celularidad, sin embargo, este hallazgo no ha sido consistente en todos los estudios. En un estudio realizado por Server et al. [9], se estudiaron 73 pacientes con diagnósticos de GBM o metástasis cerebrales mediante MRSI, en los que un aumento en la relación Colina/NAA en la región peritumoral tuvo una especificidad de 93% para el diagnóstico de GBM. Por otra parte, un aumento en el rCBV alrededor del área de captación de contraste, sugiere la presencia de infiltración tumoral propia de gliomas, por lo que sería evidencia contraria al diagnóstico de metástasis [10]. Por último, se ha visto que la DTI es útil en la discriminación de estos dos tipos de tumores. Específicamente, se ha descrito que la FA se encuentra aumentada en las regiones peritumorales de gliomas de alto grado en comparación con las regiones de edema vasogénico peritumoral de las metástasis. Probablemente estos hallazgos se deben a la naturaleza más celular y estructurada del área peritumoral de los gliomas.

4.2. Gradación tumoral

Los gliomas de alto grado suelen tener un mayor rCBV que los gliomas de bajo grado [11] y el uso de técnicas de perfusión por RM aumenta significativamente la sensibilidad y especificidad de la gradación tumoral [12]. Sin embargo, tumores como el oligodendroglioma pueden tener valores elevados de rCBV, por lo que es necesario interpretar estos hallazgos con precaución. En un estudio realizado por Law et al., se reportó una sensibilidad de 93% y un valor predictivo positivo de 87% para la identificación de gliomas de alto grado, al utilizar un valor de corte de rCBV >1.75, en conjunto con las relaciones Cho/Crea y Cho/NAA [12]. De esta forma, el rCBV es el parámetro con una asociación más robusta con el grado tumoral, no obstante, el estudio de la permeabilidad vascular mediante DCE y el K^{trans} se podría utilizar potencialmente, debido a la mayor permeabilidad capilar que se ha visto en gliomas de alto grado.

La perfusión por RM cumple además un papel en la monitorización del grado tumoral a través del tiempo, dado que un porcentaje significativo de los gliomas de bajo grado evolucionará a un glioma de alto grado, lo que se ha asociado a un "*switch* angiogénico" en que el tumor presenta un aumento de la perfusión. Trabajos recientes han demostrado que este proceso de desdiferenciación se asocia a cambios en el rCBV que se presentan hasta 1 año antes de la aparición de lesiones con captación de contraste en T1WI [13].

En DWI, bajos valores de ADC se correlacionan con una mayor celularidad y proliferación, lo que se observa más frecuentemente en tumores de alto grado. Sin embargo, los valores de ADC para gliomas de alto y bajo grado pueden sobreponerse debido a la heterogeneidad de este tipo de tumores. Una aproximación más precisa a la evaluación del

ADC es el estudio de sus distintos valores en distintas áreas del tumor mediante el uso de histogramas de ADC. Distintos estudios que han utilizado este método de análisis, han demostrado un papel en la gradación de gliomas [14]. Adicionalmente, en un estudio realizado por Kang et al., se demostró que el histograma derivado de valores b más altos sería más útil en la evaluación de la gradación tumoral que los valores de b estándar. La disminución de los valores de ADC al aumentar el valor b desde 1000 hasta 3000s/m^2 fue mayor en los gliomas de alto grado [14]. Por otra parte, pequeños estudios que han evaluado el papel de DTI en la gradación de gliomas, han mostrado una alta precisión [15].

Niveles aumentados de colina en la ERM se han relacionado a neoplasias más agresivas, en la práctica clínica habitualmente se analiza como aumento fraccional de las relaciones Colina/Creatina y Colina/NAA. La selección de la región de interés en la ERM univoxel es un factor determinante en la utilidad de esta técnica, por lo que la ERM multivoxel suele ser la modalidad de elección, ya que permite evaluar la heterogeneidad metabólica del tumor y seleccionar las áreas con mayores niveles de colina para su análisis. La precisión de la ERM para discriminar entre tumores de alto y bajo grado se ha descrito hasta un 96%, utilizando las relaciones colina/creatina y colina/NAA con valores de corte que varían entre 2 y 2.5 [12], [16] ver figura 4. Por otra parte, altos niveles de mioinositol (evaluados por ERM con TE corto como un pico 3.5 ppm) se asocian a astrocitomas de bajo grado, en los que habitualmente la relación colina/creatina no se encuentra alterada [17].

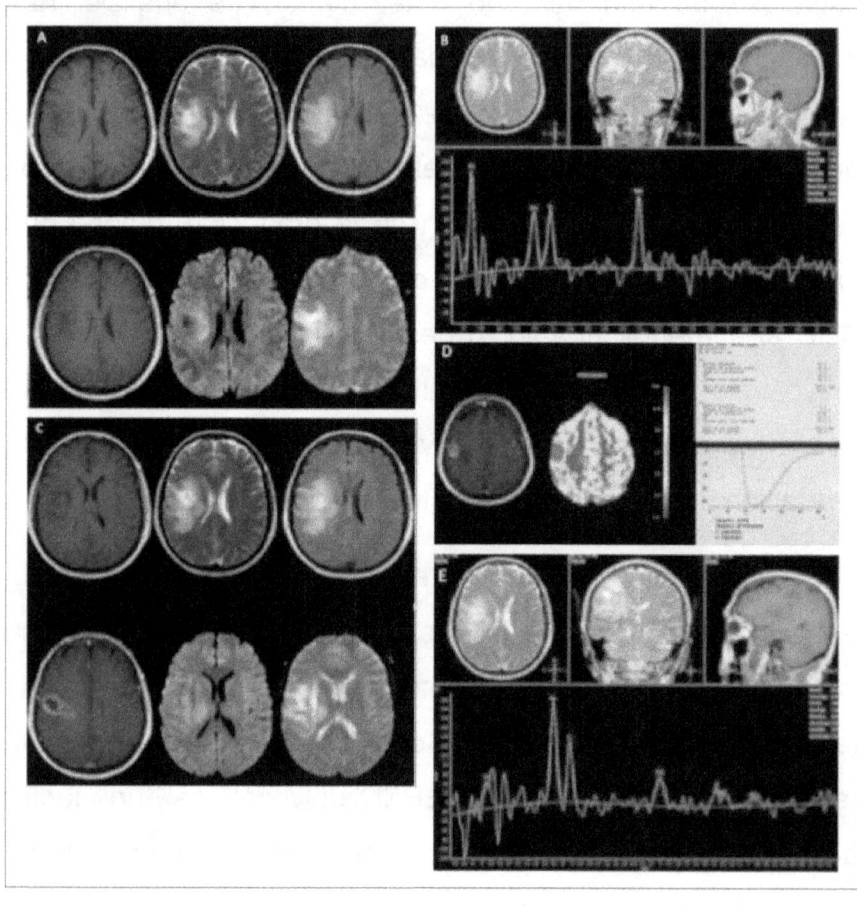

FIGURA 4. PACIENTE MASCULINO 62 AÑOS CON DÉFICIT SUBAGUDO Y PROGRESIVO DEL HEMICUERPO IZQUIERDO CON GBM

(A): Evaluación inicial por RM demuestra lesión expansiva tumefacta frontal derecha, marginada por incremento de señal en FLAIR, sin impregnación del medio de contraste ni restricción a la difusión: fila superior de izquierda a derecha en secciones axiales en imágenes pontenciadas en T1, T2, Flair; fila inferior de derecha a izquierda secciones axiales en imágenes ponderadas en T1-Gd, DWI y ADC.

(B): Estudio espectroscópico (ERM) de voxel único (TE:144) en el core de la lesión expansiva hipercaptante demuestra una relación Colina/Creatina, pico NAA normales y presencia de pequeño pico de Lactato.

Control imagenológico cuatro meses más tarde demuestra progresión de la lesión, y expresión de las características típicas de GBM en RM.

(C): Crecimiento de lesión expansiva tumefacta frontal derecha, marginada por incremento de señal en FLAIR, con impregnación del medio de contraste sin restricción a la difusión:: fila superior de izquierda a derecha en secciones axiales en imágenes pontenciadas en T1, T2, Flair; fila inferior de derecha a izquierda secciones axiales en imágenes ponderadas en T1-Gd, DWI y ADC.

(D): Estudio de perfusión cerebral post inyección de contraste endovenoso (DSC), en el que se observa un aumento significativo del volumen sanguíneo cerebral relativo de más de 10 veces (rCBV) en la lesión hipercaptante, con volumen moderadamente aumentado en el área circundante de incremento de señal en FLAIR, respecto de la sustancia blanca sana del hemsiferio contralateral, asociado a una completa recuperación basal: Fila superior de derecha a izquierda adquisición T1-Gd, histograma rCBV y cuevas de intensidad de señal en el tiempo para evolución de parámetros de perfusión cerebral.

(E): Estudio espectroscópico (ERM) de voxel único (TE:144) en el core de la lesión expansiva hipercaptante demuestra una relación aumentada de Colina/Creatina, disminución del pico NAA normales y presencia de pequeño pico de Lactato.

4.3. Extensión tumoral

Los signos imagenológicos sugerentes de infiltración tumoral en regiones más allá de las áreas de captación de contraste frecuentemente son sutiles, incluyendo el efecto de masa y el edema con compromiso cortical. Debido a la variabilidad de interpretación de estos hallazgos, los criterios actuales de progresión habitualmente se complementan con información clínica [2]. Las técnicas avanzadas de RM permiten determinar los límites tumorales de mejor forma que la RM convencional. Price et al. [18] realizaron un estudio comparativo de DTI y análisis histopatológico de 20 pacientes con gliomas de alto grado, en el que se determinó una sensibilidad de 98% y especificidad de 81% para la detección de infiltración tumoral, encontrándose un aumento de la isotropía en las regiones infiltradas. De la misma forma, valores aumentados de rCBV y K^{trans} sugieren la presencia de infiltración tumoral en el caso de gliomas de alto grado y linfomas [10].

El estudio con ERM también permite la detección de áreas de infiltración tumoral mediante la detección de cambios en su metabolismo, incluso más allá de las áreas con aumento de señal T2. La concentración de NAA ha demostrado ser particularmente útil en este contexto, debido a que en áreas de bajos niveles de infiltración tumoral, el incremento en la colina podría ser sutil y pasar inadvertido en la ERM.

4.4. Guía de biopsias y radioterapia

La subestimación del grado tumoral en el estudio histopatológico de biopsias estereotáxicas es un problema clínico muy importante, alcanzando hasta un 30% de los casos [19]. La heterogeneidad de las lesiones tumorales supone un alto riesgo de obtener muestras poco representativas del tipo y grado tumoral. Si bien habitualmente se utilizan las áreas con captación de medio de contraste para guiar las biopsias estereotáxicas, estudios recientes han demostrado que la detección de áreas específicas de rCBV aumentado se correlaciona con mayor angiogénesis y mayor celularidad [20], lo que permitiría identificar las áreas con mayores elementos histopatológicos de malignidad. Estudios previos han demostrado que en tumores gliales, las áreas con menores valores de ADC corresponden a las de mayor grado tumoral [21].

Por otra parte, la planificación de radioterapia y radiocirugía en gliomas podría beneficiarse del uso de técnicas avanzadas de RM. Particularmente, en una serie publicada por Ballangrud et al. se estudiaron retrospectivamente los esquemas de radioterapia de pacientes con gliomas de alto grado, encontrándose que aproximadamente en el 15% de ellos se hubiera irradiado un mayor volumen de tejido si se hubiera complementado la evaluación con la relación colina/NAA de ERM multivoxel [22].

4.5. Planificación quirúrgica

El objetivo de la resección tumoral en pacientes con gliomas cerebrales es la máxima resección segura posible, asociado al menor déficit neurológico posible. El DTI puede entregar información en relación a la interacción del tumor con las fibras de sustancia blanca más importantes, lo que en algunos casos permite diferenciar áreas de infiltración tumoral y/o edema, de aquellas regiones donde sólo existe desplazamiento de fibras. Bagadia et al. evaluaron el papel de DTI en la planificación prequirúrgica de 40 pacientes con tumores cerebrales en áreas elocuentes, encontrando que el uso de esta técnica modificó la estrategia terapéutica en un 62% de los pacientes, favoreciendo mayores porcentajes de resección tumoral en aquellos pacientes que presentaban fibras desplazadas y menor morbilidad en pacientes con infiltración tumoral de los tractos [23].

La determinación precisa de la relación entre la lesión tumoral y el parénquima circundante, particularmente con las áreas elocuentes, es de gran importancia en la planificación prequirúrgica. En la RM funcional, utilizando los niveles de **oxigenación de la sangre**, por su sigla en inglés), un área específica del cerebro es estimulada generando un aumento transitorio en el flujo sanguíneo de esa área, lo que aumenta la cantidad de oxihemoglobina. El efecto diamagnético de este aumento transitorio de oxihemoglobina produce un aumento de señal que permite establecer la participación de un área específica en la tarea evaluada. La distancia entre el tumor y el área funcional identificada en la RM funcional se relaciona con la aparición de déficit neurológicos, siendo un margen <1 cm un factor de mal pronóstico neurológico [24]. Es importante considerar, sin embargo, que la infiltración tumoral y el edema perilesional pueden suprimir el aumento de señal en las técnicas BOLD [25].

Existen técnicas de RM funcional en reposo (RS-fMRI), las que han sido menos utilizadas en el contexto de tumores cerebrales. Estas técnicas poseen algunas ventajas que la convierten en un foco de interés, entre las que encontramos la capacidad de evaluar a pacientes incapaces de cooperar con la realización de un paradigma (niños, pacientes con alteración del nivel de conciencia, entre otros) y la capacidad de identificar múltiples áreas funcionales de forma retrospectiva a partir de una secuencia única.

4.6. Evaluación de Respuesta a Tratamiento

4.6.1. Criterios de Respuesta a Tratamiento

La RM es un elemento fundamental en la evaluación de la respuesta a tratamiento de los tumores cerebrales y se han propuesto distintos criterios de respuesta durante los últimos años. Los criterios de Macdonald, propuestos inicialmente en 1990, han sido los más utilizados en la evaluación de los pacientes con tumores cerebrales. Si bien, estos criterios fueron desarrollados para la tomografía computada, su uso se extrapoló a RM y clasifican la respuesta tumoral en cuatro categorías:

- i)

Respuesta completa

- ii)

Respuesta parcial: ≥50% de disminución de la suma del producto de los mayores diámetros perpendiculares de todas las lesiones captantes de contraste, que se mantengan estables por al menos cuatro semanas.

- iii)

Enfermedad estable

- iv)

Progresión de la enfermedad: ≥25% aumento de la suma del producto de los mayores diámetros perpendiculares de todas las lesiones captantes de contraste.

Sin embargo, los criterios de Macdonald presentan limitaciones importantes en la evaluación de respuesta a tratamiento, las que incluyen dificultad en la medición de tumores de forma irregular, alta variabilidad interobservador y la falta de medición de las áreas no captantes, entre otras [26].

Por otra parte, el grupo de trabajo para la **Evaluación de Respuesta en Neurooncología (RANO,** por su sigla en inglés) propuso nuevos criterios en 2010, en los que se incluyen por primera vez secuencias ponderadas en T2 y la medición de áreas tumorales sin captación de contraste [2]. En los criterios RANO, se considera además la evolución clínica de los pacientes y el uso de corticoides, además, se definen los conceptos de pseudorespuesta y pseudoprogresión, ver tabla 2. Una limitación importante de estos criterios es la dificultad de diferenciar las áreas de infiltración tumoral que no captan contraste del edema vasogénico u otras causas no tumorales de aumento de señal T2 perilesional. Dado las limitaciones que presentan estos criterios, es importante el desarrollo de nuevas técnicas que permitan evaluar de mejor manera la respuesta a los distintos tipos de tratamiento.

TABLA 2. RESUMEN DE LOS CRITERIOS RANO (*RESPONSE ASSESSMENT IN NEURO-ONCOLOGY*)

(1): Progresión de la enfermedad cuando este criterio esta presente.

(2): Incremento en las dosis de corticoides no son criterios de progresión de enfermedad en ausencia de deterioro clínico.

REF. Wen P., Macdonald D, Reardon D. et al. Updated Response Assessment Criteria for High-Grade Gliomas: Response Assessment in Neuro-Oncology Working Group. Journal of Clinical Oncology 2010; 28(11): 1963–1972.

4.6.2. RM Postoperatoria Inmediata

La RM postoperatoria inmediata es una herramienta de gran utilidad en la evaluación de respuesta a tratamiento. Su ventaja radica en la evaluación de un posible remanente tumoral previo a la aparición de áreas de captación de contraste no tumorales, en relación a procesos inflamatorios postquirúrgicos normales. Adicionalmente, permiten la evaluación de áreas con restricción de la difusión en el lecho quirúrgico producidas por isquemia o congestión venosa secundaria a trauma quirúrgico, retracciones y/o daño vascular. Se ha descrito que estas áreas de restricción de la difusión pueden persistir algunos días y posteriormente pueden presentar captación de contraste, por lo que no deberían confundirse con áreas de progresión tumoral. Ver figura 5.

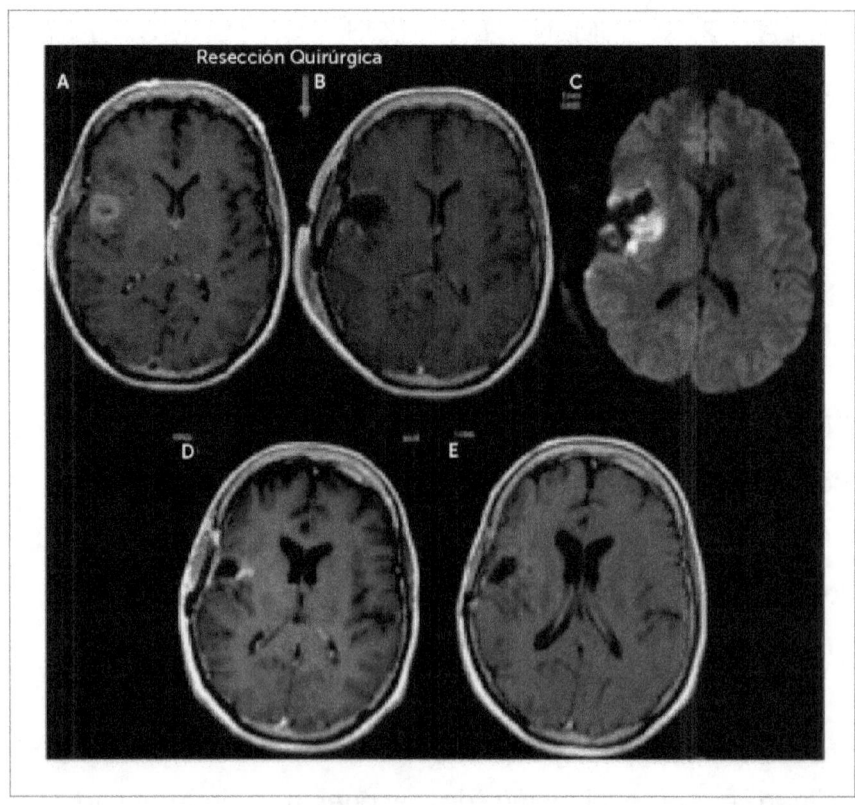

1. Download: Download high-res image (332KB)
2. Download: Download full-size image

FIGURA 5. PACIENTE FEMENINO 56 AÑOS CON DÉFICIT MOTOR PROGRESIVO DEL HEMICUERPO IZQUIERDO CON GBM INSULAR DERECHO, EN EL QUE SE DEMUESTRAN LOS CAMBIOS POSTQUIRÚRGICOS INMEDIATOS, SUBAGUDOS Y TARDÍOS

(A): Sección axial T1-Gd preoperatorio.

(B) y (C): Control postoperatorio inmediato dentro de las primeras 24 horas postcirugía, en el que se evidencia resección completa de la lesión visible y área de restricción a la difusión; sección axial T1-Gd y DWI.

(D): Control a los 2 meses de evolución post operatoria en el que se demuestra área de impreganción en la misma ubicación de la restricción a la difusión evidenciado en el control postoperatorio inmediato; sección axial T1-Gd.

(E): Control a los 3 meses de evolución post operatoria en el que se demuestra regresión completa de área de impreganción de forma espontanea; sección axial T1-Gd.

4.6.3. Progresión Tumoral Versus Pseudoprogresión y Radionecrosis

Un adecuado seguimiento imagenológico es imprescindible para cada paciente en forma individual, así como para el correcto desarrollo de ensayos clínicos, los que evalúan la respuesta a tratamiento. Existen particularmente, dos fenómenos que deben distinguirse de la progresión tumoral, la pseudoprogresión y la radionecrosis, los que representan distintas manifestaciones de los cambios en el tejido cerebral post quimio-radioterapia.

La pseudoprogresión consiste en la aparición de una nueva área de captación de contraste posterior al tratamiento con quimio-radioterapia, que se produce dentro del campo de radiación y que eventualmente se resuelve de forma espontánea [2, 27]. Se considera una manifestación temprana de la injuria por quimio-radioterapia, asociada a daño endotelial, inflamación y aumento de permeabilidad de la BHE, que ocurre habitualmente entre las 6 y las 12 semanas posterior al término del tratamiento con radioterapia hasta en un 30% de los pacientes [26]. La metilación del promotor del gen de la O6-metil guanina-DNA metil transferasa (MGMT) se asocia a una mayor incidencia de pseudoprogresión, posiblemente debido a una menor capacidad de reparación del daño del DNA producido por los agentes alquilantes. Los criterios RANO han propuesto excluir de los ensayos clínicos a los pacientes que presenten progresión de la enfermedad durante las primeras 12 semanas posteriores al término del tratamiento con radioterapia, a menos que la progresión se localice principalmente fuera del campo de radiación, o que se confirme histopatológicamente la progresión tumoral [2]. Ver figura 6.

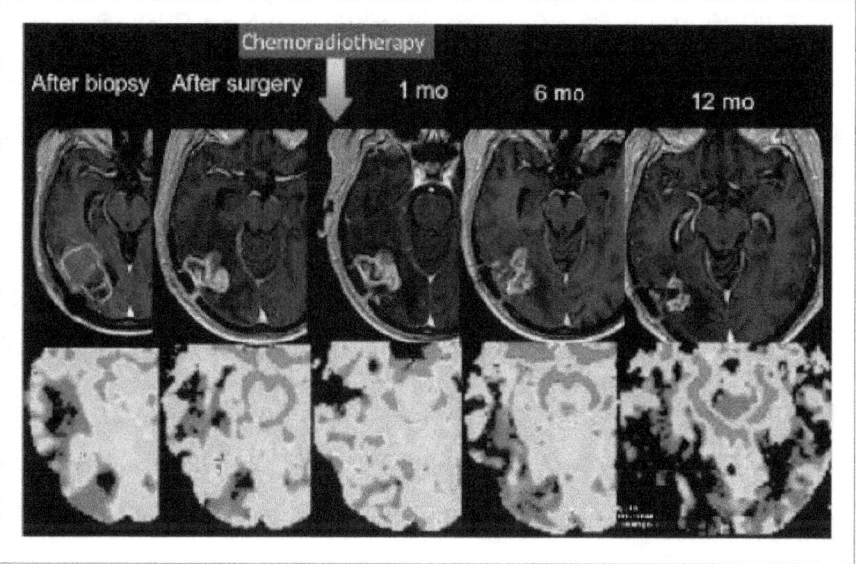

FIGURA 6. GLIOMA DE ALTO GRADO PARIETO OCCIPITAL DERECHO OPERADO

Pseudoprogresión. Secuencia de imágenes en las que se evidencia aumento del área de captación de contraste en la RM del 1er mes de evolución postoperarorio, asociado a un aumento del rCBV. En las RM consecutivas se demuestra una disminución espontanea del tamaño de la lesión y del rCBV. Fila superior de derecha a izquierda adquisiciones axiales en T1-Gd, después de la biopsia, cirugía, al 1, 6 y 12 meses post operatorio; Fila inferior histograma de derecha a izquierda adquisiciones axiales en rCBV, después de la biopsia, cirugía, al 1, 6 y 12 meses post operatorio.

Clinical Oncology 2010; 28(11): 1963–1972 (2).

La radionecrosis es una vasculopatía oclusiva que se puede manifestar clínicamente como un síndrome neurovascular agudo. Histopatológicamente se caracteriza por necrosis fibrinoide de capilares, engrosamiento endotelial, hialinización y trombosis vascular [28], que ocurre habitualmente después de 3 meses desde el tratamiento con quimio-radioterapia. Por otra parte, la progresión tumoral se asocia con proliferación vascular y angiogénesis, sin obliteración de los lúmenes vasculares. Es importante considerar que la radionecrosis y la progresión tumoral pueden coexistir en un paciente, y dado que ambos procesos comparten características fisiopatológicas como la alteración en la BHE, frecuentemente no es posible diferenciarlos mediante las técnicas convencionales de RM. Ver figura 7.

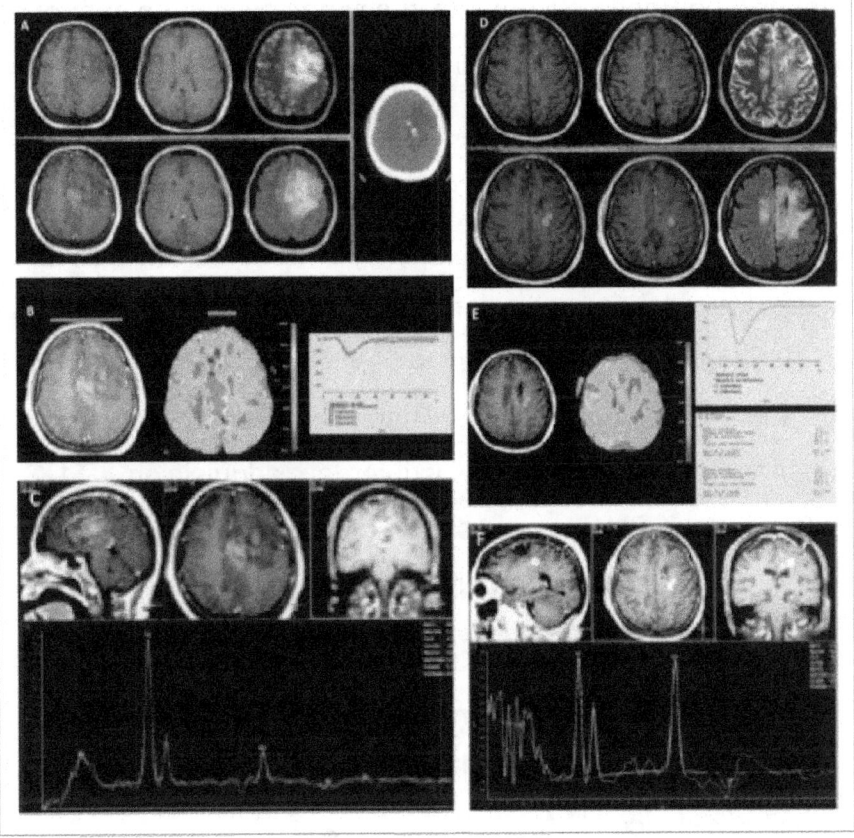

FIGURA 7. PACIENTE DE 62 AÑOS CON *STATUS* CONVULSIVO Y DÉFICIT MOTOR PROGRESIVO DEL HEMICUERPO DERECHO CON OLIGODENDROGLIOMA ANAPLÁSICO

(A): Evaluación inicial por RM demuestra lesión expansiva frontal izquierda, marginada por incremento de señal en FLAIR, con impregnación del medio de contraste y presencia de calcificaciones: fila superior de izquierda a derecha en secciones axiales en imágenes pontenciadas en T1, T2; fila inferior de derecha a izquierda secciones axiales en imágenes ponderadas en T1-Gd y Flair; Imagen lateral: sección axial en Tomografía computada.

(B): Estudio de perfusión cerebral post inyección de contraste endovenoso (DSC), en el que se observa un aumento significativo del volumen sanguíneo cerebral relativo de más de 10 veces (rCBV) en la lesión hipercaptante, respecto de la sustancia blanca sana del hemsiferio contralateral: Fila superior de derecha a izquierda adquisición T1-Gd, histograma rCBV y cuevas de intensidad de señal en el tiempo para evolución de parámetros de perfusión cerebral.

(C): Estudio espectroscópico (ERM) de voxel único (TE:144) en el core de la lesión expansiva hipercaptante demuestra un auemnto de la relación Colina/Creatina y disminución de la magnitud del pico NAA.

Control imagenólogico 1 año posterior a la resección tumoral, tratado con quimio y radioterapia, en la que se demuestra área de redionecrosis confirmada por biopsia.

(D): Reaparición de lesión hipercaptante adyacente al aspecto posterior al lecho quirúrgico margida por incremento de señal, en el campo de radiación; fila superior de izquierda a derecha secciones axiales en imágenes pontenciadas en T1, T2; fila inferior de derecha a izquierda secciones axiales en imágenes ponderadas en T1-Gd y Flair.

(E): Estudio de perfusión cerebral post inyección de contraste endovenoso (DSC), en el que se observa una disminución significativa del volumen sanguíneo cerebral relativo de aproximadamente 0,7 (rCBV) en la lesión hipercaptante: Fila superior de derecha a izquierda adquisición T1-Gd, histograma rCBV y curvas de intensidad de señal en el tiempo para evolución de parámetros de perfusión cerebral.

(F): Estudio espectroscópico (ERM) de voxel único (TE:144) en el core de la lesión hipercaptante demuestra una relación aumentada de Colina/Creatina, con magnitud del pico NAA normal y presencia de pequeño pico de Lípidos-Lactato.

La progresión tumoral se asocia a mayores valores de rCBV que la pseudoprogresión y la radionecrosis, en el contexto de gliomas y metástasis cerebrales [29], [30], la determinación del rCBV permite diferenciar con un 95.9% de precisión entre pacientes con progresión tumoral y radionecrosis, con un valor de corte sugerido de rCVB 0.71, bajo el cual se debería considerar el diagnóstico de radionecrosis. La incorporación de técnicas de perfusión por RM (DSC o DCE) al estudio de pacientes con GBM, mejora significativamente la precisión diagnóstica por RM desde aproximadamente un 75% hasta un 90% [31].

En DWI, se ha descrito que menores valores de ADC se asocian con progresión tumoral [32], sin embargo, no existe evidencia actual para recomendar el uso de DWI en la detección de radionecrosis [33]. Es necesario considerar el impacto de la gliosis reactiva e hipoxia inducidas por el tratamiento en el ADC, lo que sumado a la heterogeneidad propia de los gliomas de alto grado hace que la interpretación de la DWI sea especialmente compleja. Se ha sugerido que otras técnicas de RM más avanzadas ponderadas en difusión, permitirían estudiar específicamente las áreas de mayor interés dentro de las lesiones, brindando información más confiable especialmente en el contexto de las nuevas terapias antiangiogénicas.

Finalmente, se ha descrito que un aumento en las relaciones Cho/Crea y Cho/NAA, sería sugerente de progresión tumoral [34]. Más aún, dado la posibilidad de coexistencia de progresión tumoral y radionecrosis, se ha visto que el uso de ERM multivoxel permitiría la identificación de áreas de tumor con mayor precisión [35]. Un meta-análisis reciente que incluyó un total de 455 pacientes con sospecha de progresión tumoral, mostró una sensibilidad y especificidad de 88% y 86%, respectivamente, para la relación Cho/NAA [36], lo que sugiere su utilidad en la evaluación de respuesta a tratamiento, sin embargo, no permite utilizar esta herramienta de forma aislada para realizar un diagnóstico de radionecrosis. Adicionalmente, el estudio secuencial de ERM ha mostrado una disminución progresiva de los niveles de NAA e incrementos transitorios de los niveles de colina post quimio-radioterapia, lo que sugiere una posible utilidad del seguimiento con ERM en el tiempo.

4.7. Pseudorespuesta

El desarrollo de terapias antiangiogénicas como el anticuerpo monoclonal humanizado contra VEGF-A, bevacizumab, o el inhibidor de receptores tirosina-kinasa, cediranib, ha hecho aún más complejo el escenario de evaluación imagenológica post tratamiento en gliomas cerebrales. La aparición del fenómeno de pseudorespuesta, que consiste en la disminución de captación de contraste inmediatamente posterior al uso de terapias antiangiogénicas se ha asociado a una "normalización" de la BHE e inhibición de la proliferación microvascular, sin un efecto directamente antitumoral [37]. De esta forma, se ha descrito una respuesta radiológica en hasta un 60% de los pacientes, en la que se produce una significativa disminución de las áreas de captación de contraste durante las horas siguientes a la administración del agente antiangiogénico, que se asocia con una menor tasa de progresión a 6 meses, pero solo con un mínimo efecto en la sobrevida global. Otro elemento que se debe considerar, es la tendencia de los agentes antiangiogénicos a favorecer el crecimiento de las áreas tumorales que no captan contraste, probablemente seleccionando aquellas células neoplásicas capaces de infiltrar en ausencia de neoangiogénesis [2]. Los criterios RANO proponen considerar una respuesta sostenida por al menos cuatro semanas, como una verdadera respuesta. En la pseudorespuesta a bevacizumab, la DWI podría ser útil en la demostración de progresión tumoral pese a la disminución en la captación de contraste secundaria al efecto antiangiogénico [3]. A diferencia de Gd-T1WI, la DWI no se afecta directamente por las terapias antiangiogénicas, lo que constituye una ventaja para la evaluación tumoral en este contexto. Se ha visto que hasta en un 40% de los pacientes con gliomas recurrentes tratados con bevacizumab, el estudio con DWI con valor b elevado es capaz de identificar la pseudorespuesta de forma precoz en comparación con los criterios de Macdonald y los criterios RANO [38]. Ver figura 8.

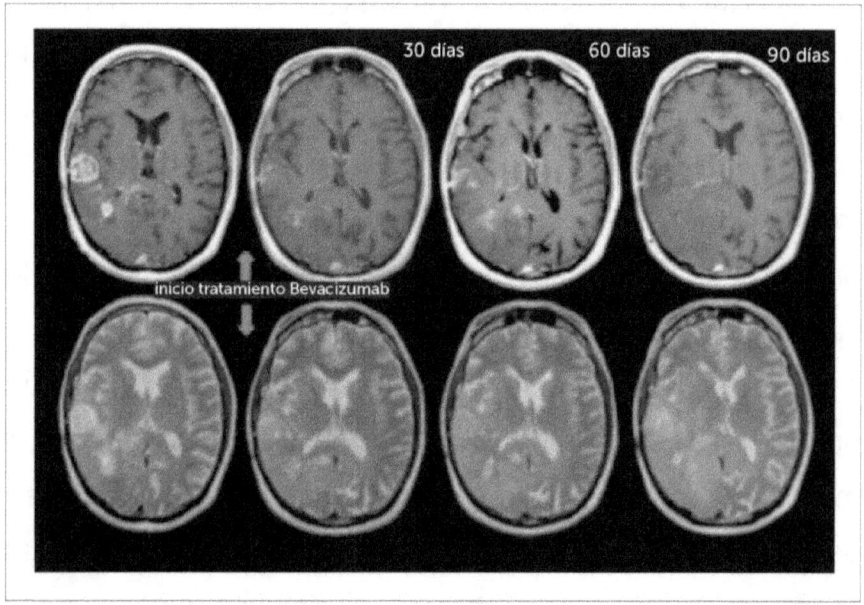

1. Download: Download high-res image (505KB)
2. Download: Download full-size image

FIGURA 8. PACIENTE DE 54 AÑOS CON DIAGNÓSTICO DE GBM EN TRATAMIENTO CON BEVACIZUMAB, EN EL QUE SE EVIDENCIA UNA PSEUDORESPUESTA

Fila superior de izquierda a derecha secciones axiales en imágenes pontenciadas en T1-Gd, una secuencia previo a tratameinto antiangiogénico y tres secuencias posteriores a los 30, 60 y 90 días en las que se observa disminución progresiva significativa del medio de contraste ev; fila inferior de derecha a izquierda secciones axiales en imágenes ponderadas en T2, una secuencia previo a trataemeinto antiangiogénico y tres secuencias posteriores a los 30, 60 y 90 días en las que se observa aumento progresivo del área tumoral que no capta contraste.

4.8. Pronóstico y Predicción de Respuesta a Tratamiento

La utilidad de las técnicas de perfusión por RM en la determinación del pronóstico de pacientes con gliomas cerebrales fue evaluada por Law et al. en 2008 [39]. En este estudio prospectivo, se encontró que el período libre de enfermedad de pacientes con gliomas de alto grado y un rCBV <1.75 fue mayor que el de pacientes con gliomas de bajo grado y un rCBV >1.75, al mismo tiempo que no hubo diferencias estadísticamente significativas en el período libre de enfermedad entre pacientes con rCBV>1.75, independiente del grado tumoral. Distintos estudios han demostrado que la disminución del rCBV post quimio-radioterapia se relaciona con la sobrevida global a 1 año en pacientes con glioblastoma [40]. Por el contrario, resultados de 2 ensayos clínicos recientes en GBM recurrente y de reciente diagnóstico, sugieren que el aumento precoz de la perfusión posterior a la administración de terapias antiangiogénicas se relaciona con una mayor sobrevida global. Además, se plantea la posibilidad de una ventana de normalización vascular en la que el tratamiento con quimio-radioterapia podría ser más efectivo, lo que permitiría concentrar las dosis de temozolamida en los períodos de mayor susceptibilidad, disminuyendo la exposición y el riesgo de efectos adversos y toxicidad [41].

En cuanto a las técnicas de RM ponderadas en difusión, se ha descrito que valores bajos de ADC se relacionan con un peor pronóstico independientemente del grado tumoral [42], [43]. En relación a la predicción de respuesta a tratamiento, se ha visto que aquellos pacientes con menores valores de ADC, sometidos a tratamiento con bevacizumab, presentan un menor período libre de enfermedad que los con mayores valores de ADC. Por otra parte, un aumento del ADC posterior al tratamiento con quimio-radioterapia en comparación con el valor previo, se ha reportado como predictor de una respuesta favorable.

En un estudio retrospectivo realizado por Majos et al., se evaluó el papel pronóstico del patrón de ERM en 187 pacientes con gliomas de alto grado. En este estudio se estableció que el patrón de ERM es capaz de identificar pacientes con peor pronóstico basado en niveles disminuidos de mioinositol y niveles de lípidos aumentados [44]. Valores aumentados de lípidos y la relación Cho/NAA se han reportado como factores independientes de mal pronóstico [45]. Adicionalmente, la ERM también ha permitido identificar cambios metabólicos precoces post quimio-radioterapia, relacionando por ejemplo, la disminución de la colina con un mayor período libre de enfermedad [46].

5. MARCADORES GENÉTICOS E IMAGENOLOGÍA

La caracterización molecular de los gliomas ha avanzado significativamente durante los últimos años, permitiendo lograr clasificaciones más precisas que permiten determinar el pronóstico de pacientes de acuerdo a la presencia de alteraciones genéticas y/o epigenéticas específicas. Estudios recientes sugieren que ciertas características imagenológicas se asociarían con genotipos específicos, la mutaciones de IDH aparece como el marcador más promisorio. Las mutaciones de IDH 1/2 representan un evento oncogénico precoz, capaz de determinar un fenotipo metilador y favorecer el crecimiento tumoral. Se observan en aproximadamente el 80% de gliomas de grado II, III, y glioblastomas secundarios; mientras que en un 5-10% en glioblastomas primarios [47]. Los pacientes con mutaciones de IDH 1/2 presentan una mayor sobrevida, independiente del tratamiento que reciban [48].

En general, los tumores con mutaciones de IDH 1/2 son frecuentemente multifocales, localmente invasivos y con mínima o nula captación de contraste [49]. Las mutaciones de IDH 1/2 generan un aumento en la actividad enzimática capaz de transformar el alfa-cetoglutarato en 2-hidroxiglutarato (2-HG), un oncometabolito que puede ser medido mediante ERM. En comparación con tejido sano o tejido tumoral con IDH 1/2 *wild-type*, los niveles de 2-HG en tumores con mutaciones de IDH 1/2 son entre 10-100 veces mayores. Pese a esto, es difícil obtener mediciones confiables de 2-HG debido a la sobreposición de espectros con otros metabolitos más abundantes como el glutamato, la glutamina, la fosfocreatina y el mioinositol. Recientemente, se han optimizado técnicas de ERM con tiempos de eco largo y edición espectral diferencial que han permitido identificar de forma certera los niveles de 2-HG 50, 51. Ver figura 9.

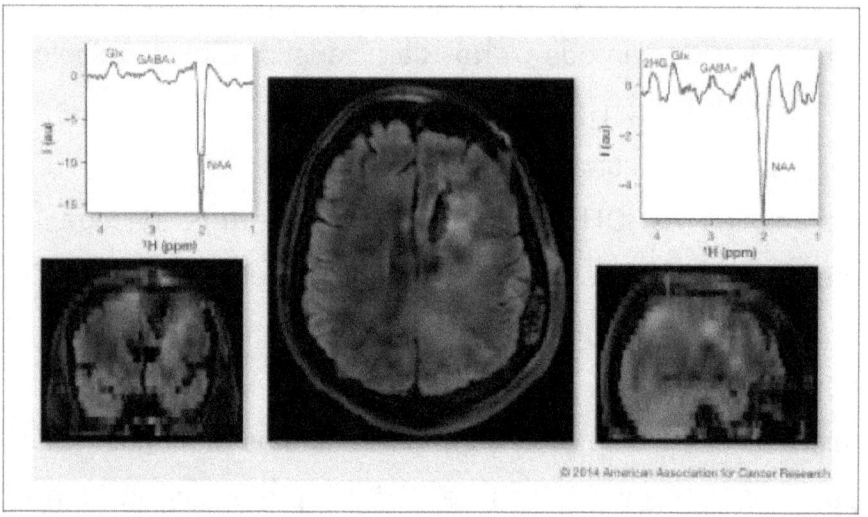

1. Download: Download high-res image (281KB)
2. Download: Download full-size image

FIGURA 9. ERM POST OPERATORIO, CON DETECCIÓN DE 2-HG

Se observa presencia de 2-HG en el aspecto lateral de la cavidad postquirúrgica, sugerente de remanente tumoral con presencia de mutación IDH 1/2.

CONCLUSIONES

El estudio imagenológico de los gliomas cerebrales ha sido un área con grandes avances durante los últimos años. La interpretación de las técnicas avanzadas de RM en conjunto con las técnicas convencionales se relaciona directamente con el conocimiento que existe de la biología celular y molecular de este tipo de tumores y posiblemente evolucionará de forma paralela a los avances en estas áreas.

Actualmente, existe evidencia sólida que permite sustentar el uso de distintas técnicas avanzadas de RM en múltiples escenarios clínicos, los cuales se han discutido en parte en esta revisión. Sin embargo, aún existen limitaciones importantes para la definición de criterios imagenológicos estandarizados utilizando estas técnicas, por lo que su interpretación debe realizarse con precaución. En particular, la falta de estandarización de parámetros físicos, técnicas de procesamiento de información, modelamiento farmacocinético y disponibilidad de equipos, son algunas de las barreras que nos separan del establecimiento de criterios consensuados para la evaluación de pacientes con gliomas cerebrales.

Por otra parte, es fundamental considerar que no existe ninguna técnica avanzada de RM que, de forma aislada, permita una adecuada evaluación de los gliomas cerebrales en ninguno de los escenarios clínicos previamente expuestos. En cambio, se debe realizar una interpretación de las distintas técnicas en su conjunto, teniendo en consideración, que cada una de ellas refleja distintas características estructurales y/o fisiopatológicas del tumor.

Finalmente, es importante destacar que el futuro desarrollo de estas técnicas permitirá además evaluar de mejor forma la respuesta a nuevas estrategias terapéuticas, por lo que constituye un área de interés transversal para neurorradiólogos, neurocirujanos, neuro-oncólogos y otros especialistas que participan en el diagnóstico y tratamiento de estos pacientes.

www.ingramcontent.com/pod-product-compliance
Lightning Source LLC
Chambersburg PA
CBHW070416230526
45471CB00006B/2826